I0068873

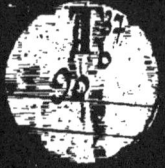

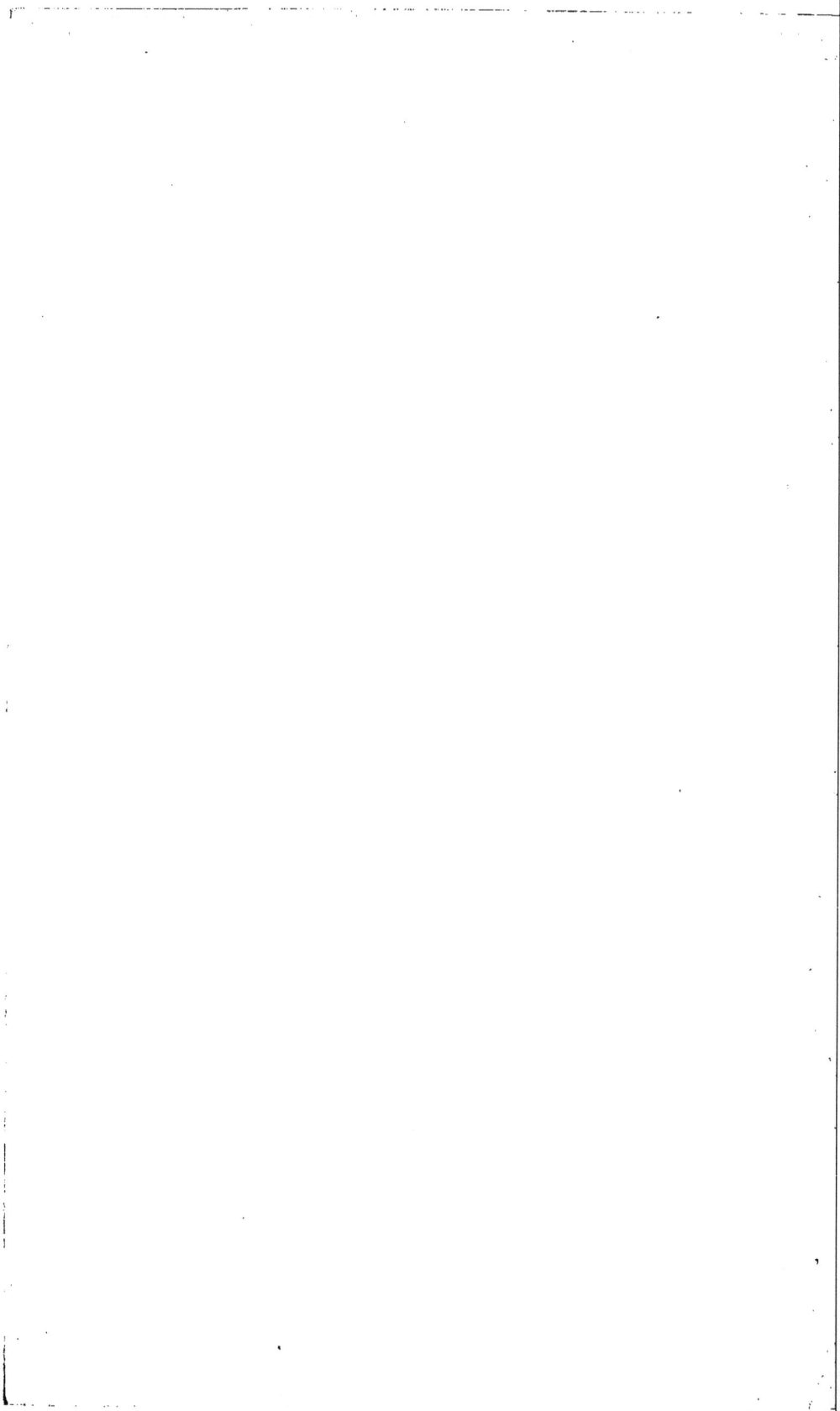

LA COURBE

DE LA

CONTRACTION VENTRICULAIRE

ESSAI D'INTERPRÉTATION MÉCANIQUE

PAR

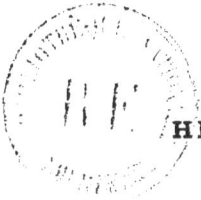

HENRI GILARDONI

Docteur de l'Université de Paris.

THÈSE

soutenue devant la Faculté des Sciences de l'Université de Paris

---

PARIS

SOCIÉTÉ NOUVELLE DE LIBRAIRIE ET D'ÉDITION

(Librairie GEORGES BELLAIS)

17, rue Cujas

1901

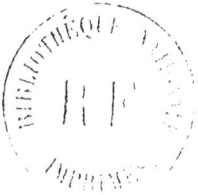

LA COURBE

DE LA

CONTRACTION VENTRICULAIRE

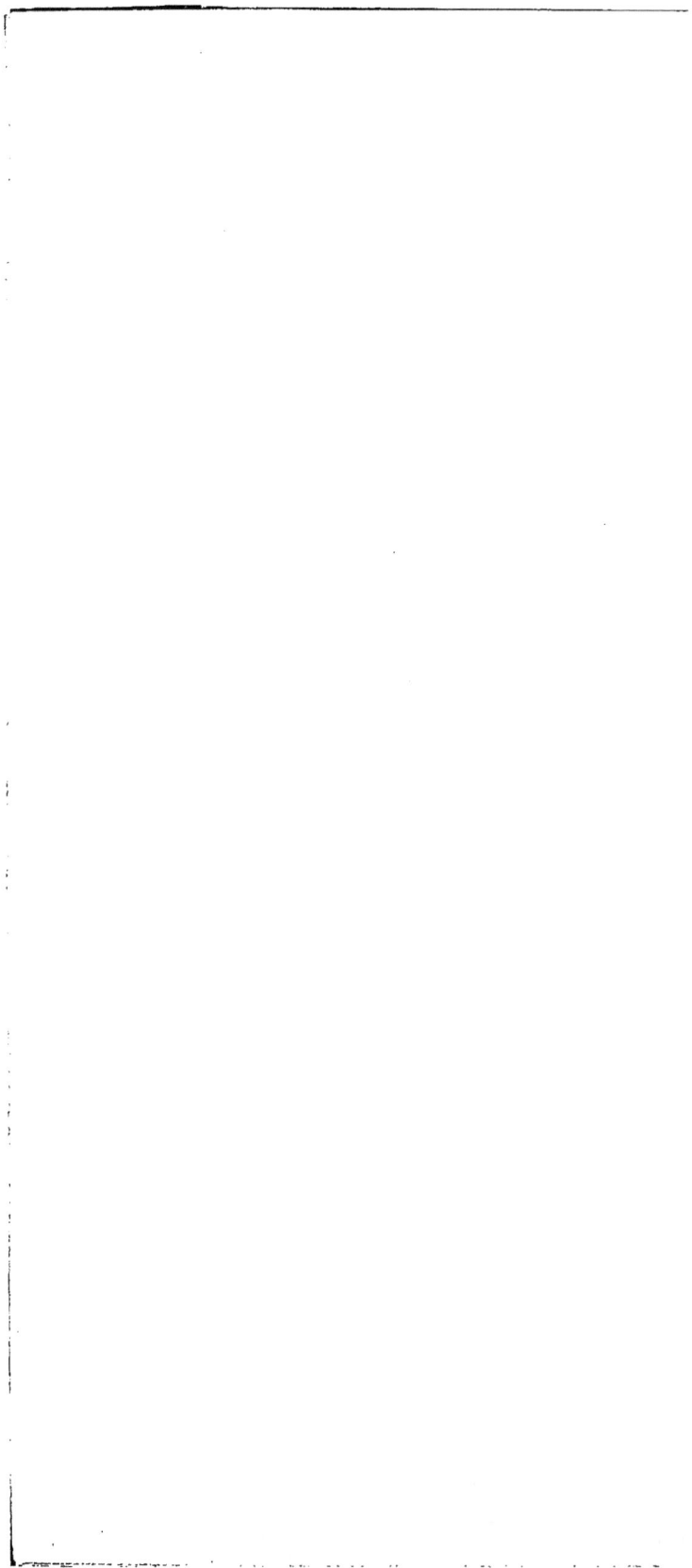

LA COURBE

DE LA

CONTRACTION VENTRICULAIRE

ESSAI D'INTERPRÉTATION MÉCANIQUE

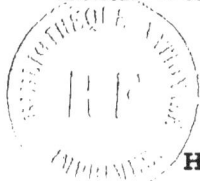

PAR

HENRI GILARDONI

Docteur de l'Université de Paris

THÈSE

soutenue devant la Faculté des Sciences de l'Université de Paris

PARIS

SOCIÉTÉ NOUVELLE DE LIBRAIRIE ET D'ÉDITION

(Librairie GEORGES BELLAIS)

17, rue Cujas

—

1901

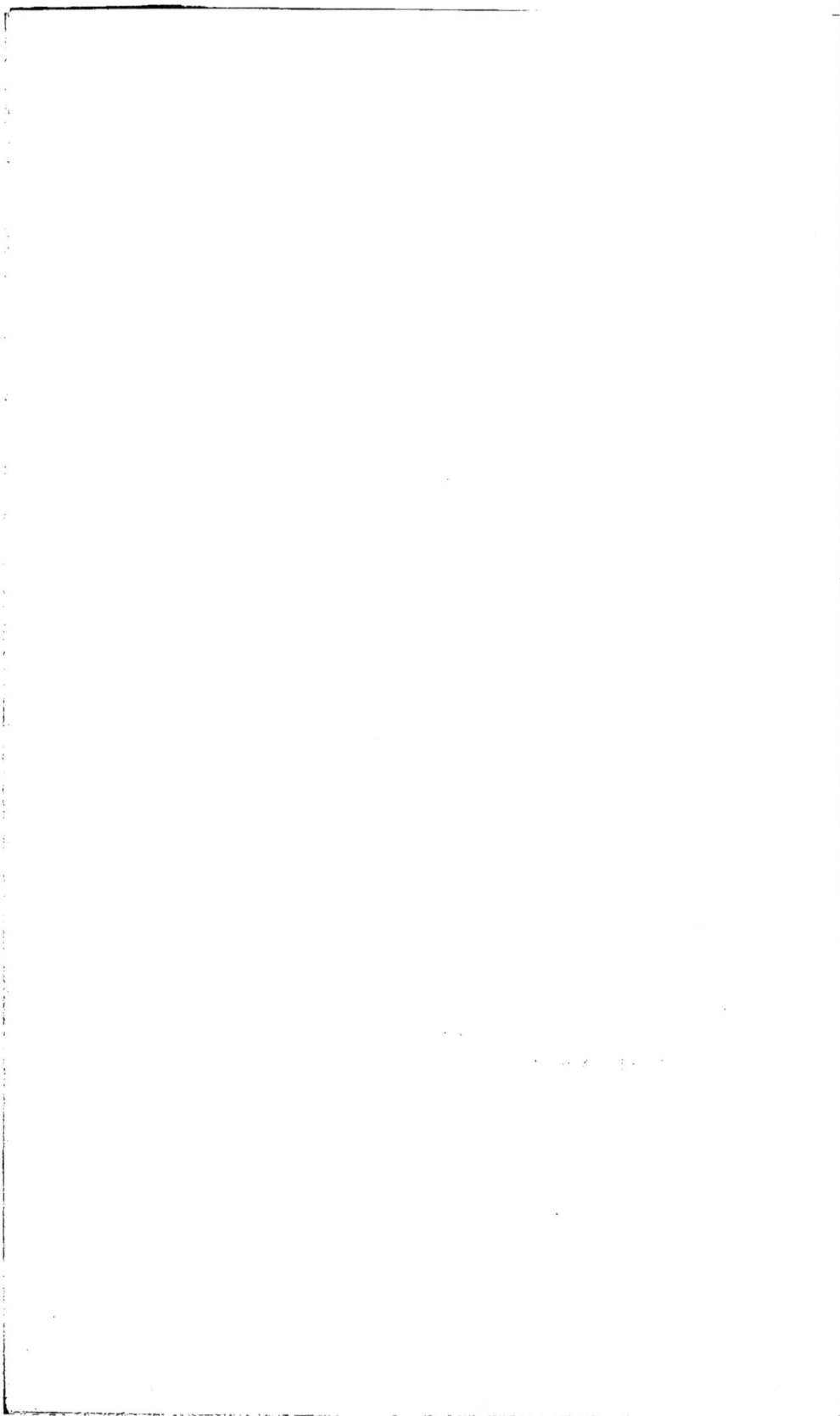

A LUCIEN HERR

Affectueusement.

H. G.

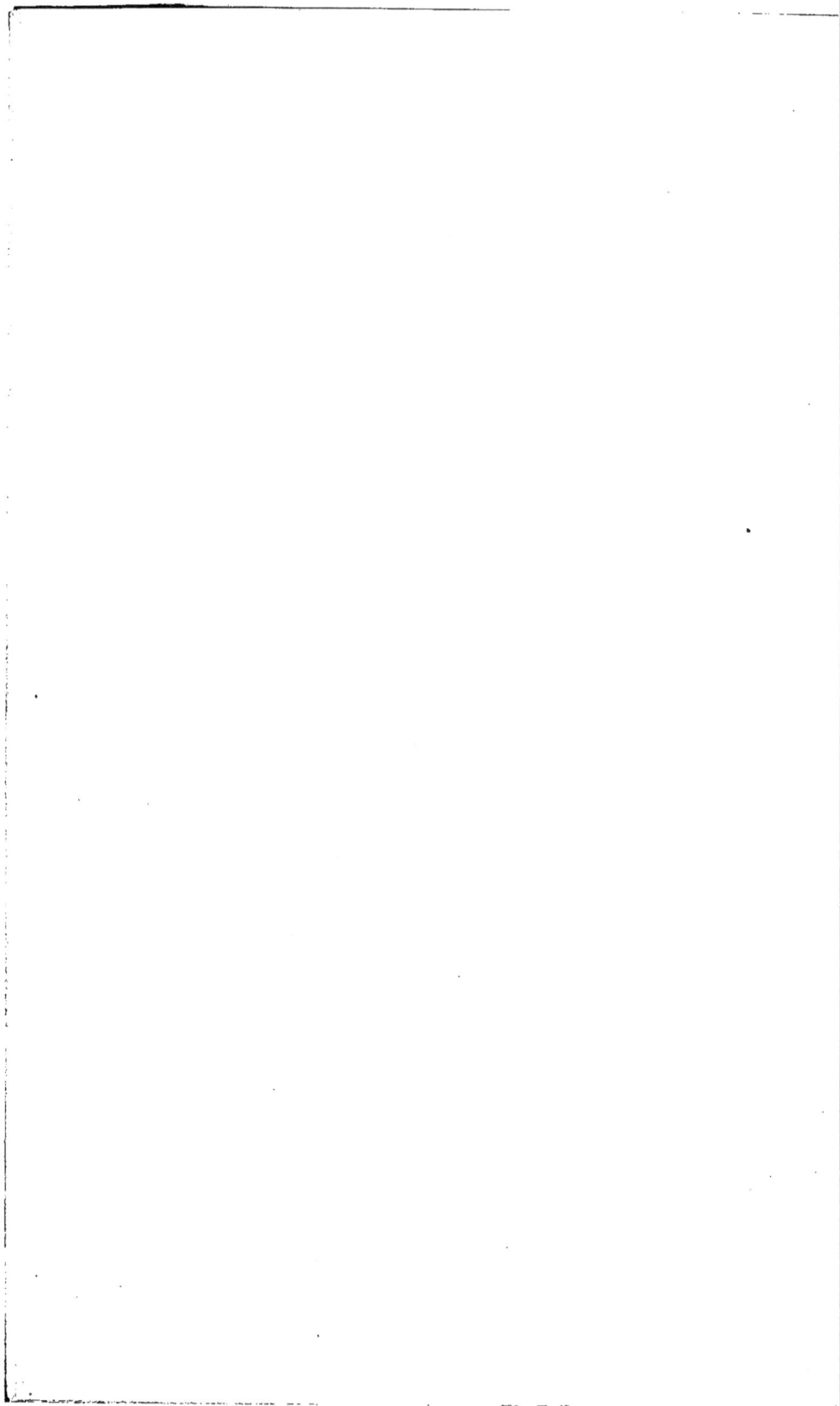

Au début de ce premier travail je veux dire toute la gratitude que je dois à M. le professeur Dastre, dont l'enseignement m'a fait connaître et aimer la physiologie, et dont l'indulgente attention ne s'est jamais démentie au cours des recherches qu'il m'a permis de faire dans son laboratoire et auxquelles il voulait bien s'intéresser.

Je remercie également MM. les professeurs Bonnier et Matruchot, dont j'ai été l'élève, de la bienveillance qu'ils m'ont toujours témoignée.

Enfin j'ai grand plaisir à dire tout ce que je dois à mon maître et ami le docteur Lapicque. Ce travail est plus sien que mien, car, après m'avoir indiqué le sujet de ces recherches, son expérience n'a cessé de me guider dans ces études toutes nouvelles pour moi et dans lesquelles, sans cet appui, j'aurais bien souvent fait fausse route. Si cet ouvrage n'est qu'une œuvre d'écolier, c'est que j'aurai mal compris ses critiques et mal profité de ses conseils. Qu'il reçoive ici l'expression de mon affectueuse reconnaissance.

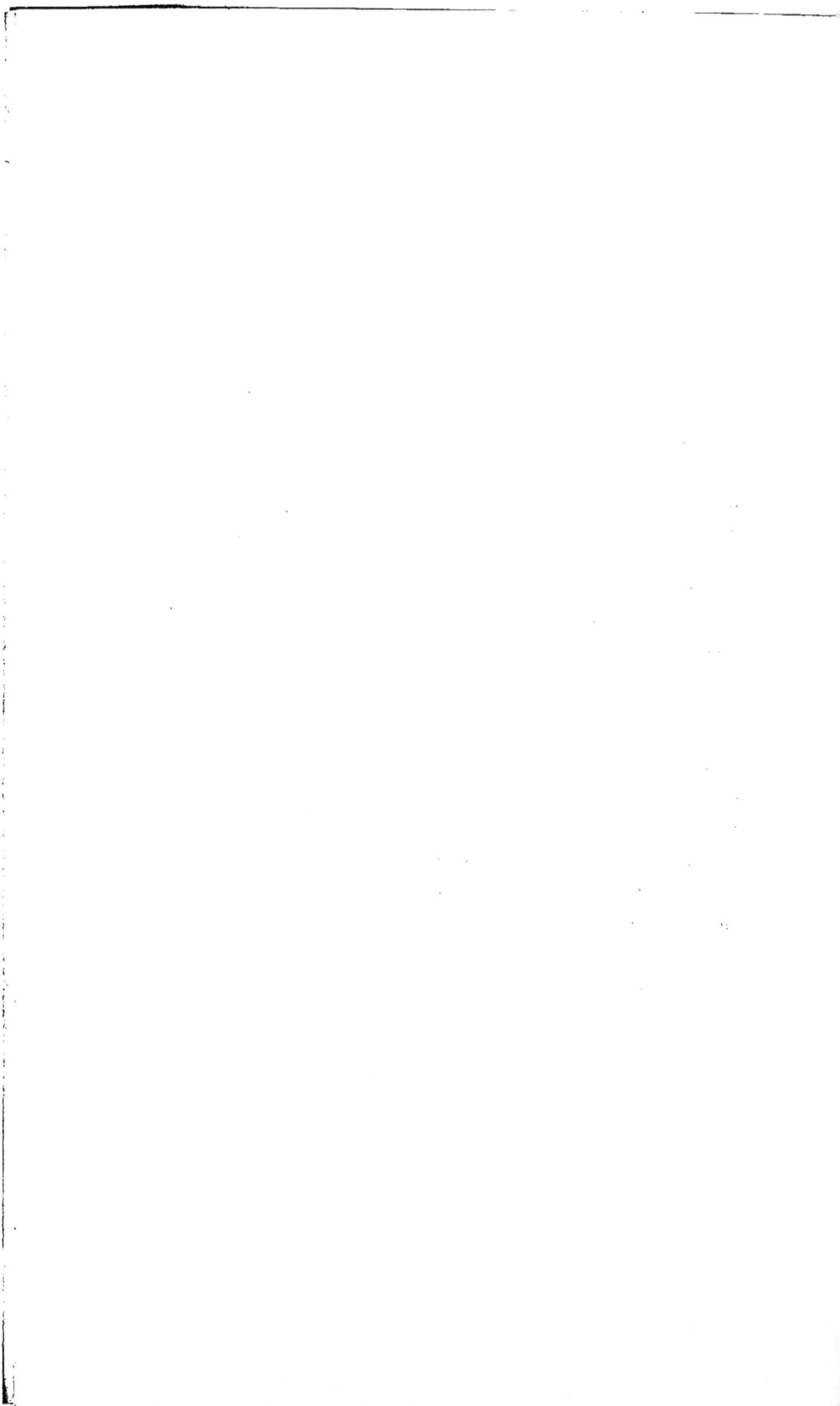

CHAPITRE PREMIER

INTRODUCTION

On définit souvent le cœur un muscle creux ; mais ce muscle est très particulier tant au point de vue fonctionnel qu'au point de vue de sa disposition organique.

Sa structure histologique oblige à le ranger parmi les muscles striés, c'est-à-dire à le rapprocher des muscles de la vie de relation. Il en diffère pourtant, à ce seul point de vue histologique, par plusieurs caractères : indépendamment de la forme en réseau que présentent ses fibres, celles-ci se laissent, beaucoup plus facilement que les fibres des muscles striés ordinaires, résoudre en éléments cellulaires définis dont chacun possède son noyau. Ceci est au moins une analogie avec les muscles lisses, c'est-à-dire avec les muscles de la vie de nutrition, auxquels le cœur semblerait devoir appartenir de par l'appareil dont il fait partie. Le tissu musculaire du cœur ou myocarde est donc jusqu'à un certain point intermédiaire entre les deux grandes espèces sous lesquelles on range habituellement les tissus contractiles.

De plus, comme les appareils composés de fibres lisses, il comprend dans son épaisseur même un appareil nerveux ganglionnaire soumis aux incitations et aux inhibitions du système nerveux central, mais possédant une fonction propre, une certaine autonomie, et si intimement mêlé à l'appareil musculaire qu'il est très difficile expérimentalement de l'isoler absolument de cet appareil.

Enfin la disposition mécanique de l'appareil cœur dans son ensemble diffère profondément des muscles squelettiques que nous sommes habitués à étudier. Elle est beaucoup moins simple et moins facile à représenter géométriquement : au lieu de fibres contractiles, parallèles, penniformes. etc., nous avons ce réseau anastomosé dont nous parlions plus haut, qui se groupe lui-même en faisceaux obliques les uns sur les autres, contournés en spirales, tantôt unis en masses compactes, tantôt séparés par les anfractuosités qui donnent à l'ensemble l'aspect d'une éponge, tantôt attachés par leurs deux extrémités à un même anneau fibro-cartilagineux comme un muscle qui s'insérerait en deux points du même os, tantôt libres par une de leurs extrémités et travaillant de ce côté sur un cordage tendineux comme un muscle ordinaire sur son tendon (piliers du cœur). Et ce complexus est astreint à fonctionner toujours avec ensemble, sans que nous puissions étudier autre chose que la résultante totale.

C'est donc à ce complexus, sauf une réserve que nous allons faire, que se rapportent nos connaissances relativement à la contraction cardiaque.

La contraction cardiaque, ou mieux, pour limiter la question à ce que nous avons voulu étudier, la systole ventriculaire, diffère de la contraction d'un muscle squelettique (type : le gastrocnémien de la grenouille) par deux caractères essentiels :

1° La propriété rythmique ;

2° La forme de la contraction.

La propriété rythmique n'est pas l'aptitude que présente le cœur, après qu'il a été privé de ses connexions avec l'appareil nerveux central ou même de toutes connexions avec l'organisme (cœur isolé chez les vertébrés inférieurs), de continuer à présenter des contractions périodiques ; c'est la propriété de répondre aux excitations, non pas suivant la loi de fréquence de ces excitations, mais suivant une loi propre à l'appareil lui-même. On a démontré que cette propriété appartient à l'appareil musculaire, indépendamment sinon de toute partie nerveuse, du moins des parties véritablement ganglionnaires de l'appareil nerveux intracardiaque. Sur la pointe du ventricule excisé, une excitation quelconque ou ne produit rien d'apparent, ou bien produit une contraction qui est d'emblée maximale, et après laquelle le muscle, pendant un temps appréciable, paraît incapable de répondre à une nouvelle excitation.

La contraction cardiaque — nous pouvons même dire la contraction du myocarde — est donc un phénomène univoque, c'est-à-dire qu'il y a pour ce muscle une façon de fonctionner, et une seule, qui s'oppose nettement à la variété presque infinie de fonctionnement d'un muscle volontaire. Le muscle volontaire peut présenter des secousses, c'est-à-dire la contraction la plus simple et la plus brève possible répondant à une excitation unique, et ces secousses peuvent être d'amplitudes diverses suivant l'intensité de cette excitation. Si les excitations se rapprochent au point que leur intervalle soit plus court que la durée totale d'une secousse, ces secousses se fusionnent, incomplètement d'abord, puis totalement, de façon à présenter une contraction de longue durée *(tétanos physiologique)*. Une courbe de raccourcissement pouvant être, suivant les variations possibles de l'excitation, une courbe généralement quelconque, tel est le type de la contraction volontaire, et c'est la fonction même d'un muscle volontaire de présenter une courbe de contraction qui ne sera conditionnée que par l'influx moteur et sera en rapport avec les mouvements très variés que peuvent avoir à exécuter les membres.

Au contraire, le cœur n'a à accomplir qu'un seul travail, toujours le même : expulser le sang contenu dans sa cavité en élevant sa pression à une valeur qui ne varie qu'entre des limites assez étroites, puis se dilater pour admettre une nouvelle ondée de sang, et recommencer le même travail.

Comment doit-on comparer cet acte fonctionnel du cœur à l'acte fonctionnel d'un muscle squelettique ?

La courbe des variations mécaniques qui constituent l'un des actes fonctionnels élémentaires du cœur se présente sous des formes un peu différentes suivant le point de vue auquel on se place : changement de la pression intraventriculaire, changement du volume extérieur du ventricule, raccourcissement ou gonflement de la paroi ventriculaire. Mais toutes ces formes répondent nécessairement les unes aux autres, puisque ce sont les différentes faces d'un même phénomène, et présentent ce caractère commun d'être constituées par trois phases extrêmement reconnaissables. Dans un chapitre ultérieur nous discuterons plus à fond la forme de ces courbes quelque peu variables suivant les dispositifs expérimentaux, et nous chercherons à déterminer quelle courbe est la mieux représentative du phénomène ; mais, dès maintenant, on peut dire en usant d'une formule un peu vague, qui ne choquera, nous l'espérons, aucun physiologiste, que cette courbe est toujours caractérisée par l'interposition, entre la première phase, entrée en action, et la dernière,

relâchement ou retour au point de départ, d'une phase intermédiaire qui se présente plus ou moins avec les apparences
d'une phase d'état.

Cette courbe doit-elle être comparée à la secousse simple
d'un muscle squelettique ou à un tétanos, pour chercher une
explication de sa forme? Si l'on pouvait la considérer comme
un tétanos, la question serait résolue, car, comme nous l'avons
dit plus haut, un tétanos physiologique peut affecter une forme
quelconque; mais, après de longues discussions, il nous semble
aujourd'hui bien démontré, par des expériences classiques et
qu'il est inutile de rapporter ici, que la contraction ventriculaire est une secousse simple, c'est-à-dire un acte unique, don-
nant naissance, par exemple, à une seule variation électrique.
Mais une secousse de muscle squelettique — du gastrocnémien,
par exemple, qui est toujours le type de ces muscles — se
présente comme un phénomène d'une durée beaucoup plus
courte que la systole cardiaque; en outre, la courbe des variations de longueur du muscle ne montre que deux parties, une
phase de raccourcissement et une phase d'allongement, se succédant sans intervalle de temps appréciable. Il y a donc deux
différences qui ont été constamment mises en avant par les par-
tisans du tétanos cardiaque, à savoir la plus grande durée du
phénomène, et l'existence de ce que nous avons appelé la
phase intermédiaire de la courbe, qui se présente, en effet,
avec l'apparence d'un plateau de tétanos.

La première de ces différences n'intéresse pas essentiellement
notre question. La rapidité de la secousse du gastrocnémien de
grenouille est spéciale à ce muscle et n'a nullement la valeur
d'une loi générale. Chaque muscle a pour ainsi dire une certaine durée propre pour sa contraction la plus brève succédant
à une excitation unique. Quand cette contraction est très rapide

comme dans le gastrocnémien de grenouille, cette expression
de secousse fait image, mais, si on veut lui faire exprimer un
phénomène physiologique général, il faut l'appliquer aussi
bien à la contraction du muscle de la pince de l'écrevisse par
exemple, contraction qui est d'une beaucoup plus longue
durée qu'une systole cardiaque. La courbe de contraction d'un
muscle lisse est toujours une courbe très allongée, même
quand on doit la considérer comme une contraction simple
analogue à une secousse. Or nous avons vu précisément que
le muscle cardiaque est à divers points de vue intermédiaire
entre un muscle de la vie de relation et un muscle de la vie
organique : la durée de la courbe n'est donc nullement un
argument.

Mais la forme de cette courbe peut sembler plus importante.
Toutes les courbes de muscles squelettiques ou de muscles
lisses, en effet, se ressemblent au point de pouvoir presque se
superposer si l'on prend pour chacune un rapport convenable
entre les ordonnées et les abscisses, c'est-à-dire, expérimentalement, si l'on enregistre la secousse du gastrocnémien sur
un cylindre animé d'une très grande vitesse et celle d'un
muscle lisse sur un cylindre à rotation très lente. Il peut
arriver que le rapport entre la phase de raccourcissement et
la phase d'allongement varie, comme dans le muscle de la
pince de l'écrevisse où le raccourcissement est beaucoup plus
rapide que l'allongement. Mais dans tous les cas il y a, de
la partie ascendante à la partie descendante de la courbe, un
raccordement tel que l'on n'aperçoit aucune phase intermédiaire.

C'est donc cette phase intermédiaire qui paraît caractériser
l'activité propre du muscle cardiaque. Elle interdirait, d'après
quelques physiologistes, d'assimiler cette contraction à une

secousse ; ou bien si, comme l'indiquent les autres phénomènes, cette contraction est bien une secousse, cette secousse serait d'une forme à part, unique dans l'organisme.

Le but de ce travail est de montrer que la forme de contraction considérée comme caractéristique des propriétés fonctionnelles du myocarde dépend au contraire des conditions de son fonctionnement. En effet, si l'on fait fonctionner un muscle squelettique, en particulier le gastrocnémien de la grenouille, dans des conditions comparables à celles où travaille le cœur, on obtient une courbe de secousse composée nettement de trois parties, et qui ressemble d'une façon frappante aux cardiogrammes. Inversement, si l'on modifie les conditions de travail du cœur de façon à le placer dans les conditions où l'on étudie habituellement les muscles squelettiques, on obtient une courbe composée d'une partie ascendante et d'une partie descendante sans trace de portion intermédiaire.

Dès 1875, Marey expliquait cette forme si caractéristique de la courbe de la secousse ventriculaire, à l'état physiologique, par les variations de la résistance que vainc le muscle cardiaque pendant la systole. Ayant constaté que la courbe de contraction du ventricule exsangue ressemblait beaucoup à celle d'un muscle squelettique, il écrivait : « Plaçons le même myographe sur le ventricule d'une grenouille vivante, nous obtiendrons une courbe d'un tout autre aspect, parce que ce ventricule agit sur du sang qu'il reçoit et expulse tour à tour et que, d'une part, l'admission de ce sang se fait d'une manière saccadée, et, d'autre part, son expulsion rencontre des résistances irrégulières (1). »

(1) Marey, *Travaux de laboratoire*, 1875 ; et *Circulation du sang*, p. 94.

Depuis cette époque, aucune nouvelle expérience n'a été faite sur ce sujet ; aucune nouvelle théorie n'a été proposée pour expliquer ces faits.

La pression intra-ventriculaire traduit évidemment la somme des résistances que vainc le muscle cardiaque. L'examen des tracés de cette pression, recueillis avec la sonde cardiographique de Marey et Chauveau, montre que, voisine de zéro avant la systole, elle croît rapidement au début de la contraction ventriculaire jusqu'à la valeur de la pression aortique, reste constante à ce moment pendant quelques instants, puis retombe à sa valeur primitive avec la diastole. Donc, résistance croissante depuis zéro jusqu'à une certaine grandeur, constante à ce point pendant un moment, et retour à zéro.

J'ai fait travailler sur une résistance de cette forme des muscles squelettiques par trois méthodes différentes, au moyen de trois appareils basés sur des principes différents ; puis j'ai enregistré les tracés d'un ventricule se contractant sur une résistance constante ; enfin j'ai cherché à interpréter les résultats que j'avais obtenus en les comparant aux cardio-grammes classiques.

CHAPITRE II

Appareil à résistance hydraulique

J'ai cherché un dispositif qui permît à un muscle squelettique de produire par sa contraction la systole artificielle d'un schéma de circulation où les variations de pression intra-ventriculaire seraient soigneusement respectées. Cette méthode avait l'avantage, si je pouvais reproduire assez fidèlement la nature, de me donner des tracés (courbes du raccourcissement ou du gonflement du muscle) immédiatement comparables aux tracés classiques du cœur. Je le pensais du moins au début de ces recherches.

Voici la façon dont j'ai réalisé le ventricule artificiel (1). Je ferme les deux extrémités d'un segment de cinq centimètres de long de cæcum de mouton tanné par deux bouchons plats sur lesquels il est soigneusement ficelé : le volume de cette cavité cylindrique diminuera en rapprochant les deux bouchons ; j'ajoute qu'il diminuera sensiblement proportionnellement à ce rapprochement, car le cæcum de mouton tanné est à peu près inextensible, et deux cylindres de même base sont entre

(1) Voir, à la fin du travail, *Planches I et II.*

eux comme leur hauteur. Pratiquement, l'un des bouchons, le plus voisin du muscle, sera solidement fixé à la table ; l'autre en sera plus ou moins rapproché par le muscle en expérience tirant sur lui au moyen d'un étrier et d'un attelage inextensible. Le reste de l'appareil est ainsi disposé. Deux tubes de verre traversent le bouchon fixe. L'un met en communication la cavité du ventricule artificiel avec une soupape représentant les valvules sigmoïdes.

Cette soupape est construite de la façon suivante : le siège est une lame de verre rodée placée horizontalement, séparant le tube d'arrivée du liquide du tube de sortie, et soudée à ceux-ci ; elle est percée en son centre d'un trou aussi grand que le permet la résistance du clapet, c'est-à-dire d'environ 4 millimètres de diamètre ; à sa face supérieure est posée une lamelle couvre-objet du type habituellement employé pour les examens microscopiques, qui forme clapet. Si l'on compte simplement sur le poids de la lamelle pour la ramener sur son siège après qu'elle a été soulevée par le courant d'eau, il arrive souvent qu'elle tourne, retombe verticalement et ne fonctionne plus comme clapet ; on évite cet accident de la façon suivante. Un croisillon de fils de cuivre fixé au bouchon qui joint le tube de sortie de la soupape au reste de l'appareil en limite le déplacement.

J'ai pu constater, après expérience, que l'étanchéité est parfaite ; de plus, il n'y a aucun frottement, et l'inertie de cette lamelle, très légère par elle-même, plongée dans l'eau, est à peu près nulle.

De cette soupape l'eau est astreinte à monter le long d'un tube plus ou moins haut, environ un mètre : pratiquement, je me suis servi d'un tube de caoutchouc terminé par un ajutage de verre mobile sur un support vertical. L'eau qui s'écoule à la partie supérieure de ce tube est recueillie par un entonnoir qui l'entoure et redescend par un second tube de caoutchouc jusqu'à un réservoir placé très peu au-dessus du ventricule artificiel (10 centimètres), et qui représente l'oreillette; par une seconde soupape identique à la précédente, un tube de verre ramène l'eau dans la cavité ventriculaire. Ce tube est coudé en S pour placer en bonne position la soupape qui ne peut fonctionner qu'à la condition de s'ouvrir de bas en haut.

Les dimensions absolues de l'appareil ne permettaient pas de l'appliquer à un gastrocnémien de grenouille : il était pratiquement impossible de construire un appareil de ce genre en dimensions assez petites; je l'ai construit pour être adapté au fléchisseur des doigts de l'homme. C'est à ce muscle que correspondent les dimensions données dans la description ci-dessus.

J'ai enregistré le raccourcissement du muscle avec l'ergographe de Mosso, trop connu pour qu'il soit nécessaire de le décrire ici. J'ai donc attelé l'étrier rapprochant la base mobile de la base fixe de la cavité cylindrique ventriculaire, comme résistance à la plume de l'ergographe, au lieu du poids et de la poulie dont on se sert d'habitude.

Au début de l'expérience, la cavité ventriculaire est pleine d'eau à une pression faible, égale à la différence de niveau entre le réservoir inférieur et celle-ci; le tube montant également. Lorsque le muscle se contracte, il tend à diminuer le volume de la cavité ventriculaire, et la pression y augmente jusqu'au moment où elle est égale à celle du liquide contenu dans le tube ascendant (pression aortique) : à ce moment le clapet de la soupape se soulève, et l'eau se déverse dans l'entonnoir; la pression reste constante.

Puis, après le relâchement des muscles, l'eau rentre du réservoir inférieur dans le corps de pompe.

J'ai donc réalisé les phases caractéristiques de la pression intraventriculaire : pression rapidement croissante depuis une valeur très faible jusqu'à une certaine grandeur, et constante à ce point.

Le sujet en expérience fait volontairement un effort de flexion du doigt aussi rapide et aussi intense que possible, comme on le fait dans les expériences habituelles d'ergographie. Le tracé est pris sur le cylindre à une vitesse plus rapide que pour celles-ci, de façon à pouvoir analyser les différentes phases de la courbe obtenue, qui montre les variations de la vitesse avec laquelle s'est raccourci le muscle.

Les tracés ci-joints (pages 12 et 13. *fig. 1, 2, 3)* montrent les résultats, une courbe en trois parties : 1º ascension brusque ; 2º portion que j'appellerai plateau ascendant parce que ses ordonnées croissent lentement et sont régulièrement croissantes ; 3º descente *(fig. 1)*.

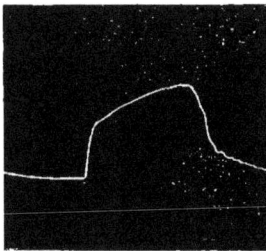

Fig. 1. — Résistance forte.

Si la grandeur de la résistance varie (variation de hauteur du réservoir supérieur), la courbe change de forme tout en conservant ses caractères ; plus la pression est forte, plus le plateau ascendant devient parallèle à l'axe des abscisses ; il l'est presque complètement si, au lieu d'enregistrer la contraction du médius, on enregistre celle de l'annulaire qui, moins fort que le médius, vainc avec peine la résistance qu'on lui oppose *(fig. 3)*.

Ces dernières courbes ressemblent beaucoup aux courbes cardiaques classiques, et le plateau — je puis dire systolique

— qui n'était pas très net dans les courbes du médius, est ici manifeste.

C'est bien à un changement de la courbe de résistance de l'appareil qu'est due cette forme, car, si l'on supprime le clapet de la soupape *sigmoïde*, et qu'on remplisse d'eau tout l'appareil, on réalise une résistance constante, et, si l'on enregistre une contraction, on obtient une courbe sans plateau. La différence de puissance des doigts se traduit ici par une inclinaison différente de la courbe, autrement dit, la vitesse de contraction change.

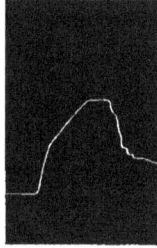

Fig. 2.
Résistance faible.

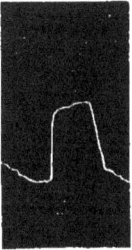

Fig. 3. — Courbe de l'annulaire.

La comparaison de ces deux séries de tracés *(fig. 1, 2, 3 et 4)* est très frappante quand on a dans l'esprit la forme de la secousse musculaire et les courbes de cardiogrammes, notamment les cardiogrammes représentant les variations de la pression intra-ventriculaire étudiée par Chauveau et Marey.

Il semble que l'on ait ainsi déjà réalisé l'expérience cherchée, et que l'on puisse dire : le muscle fléchisseur du doigt, recevant une impulsion motrice volontaire qui lui fait exécuter, en présence d'une résistance constante, une contraction de même forme qu'une contraction musculaire simple, exécute, en présence d'une résistance va-

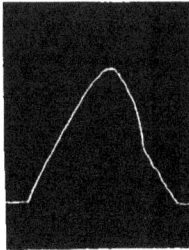
Annulaire.

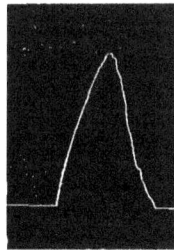
Médius.

Fig. 4. — Résistance constante.

riable comme la pression intraventriculaire, une contraction
de même forme qu'une contraction ventriculaire.

Mais, en analysant le phénomène, on reconnaît que la
ressemblance est plus superficielle que réelle. En effet, ce que
donnent ces courbes, c'est le raccourcissement musculaire que
nous voyons d'abord rapide et considérable, puis ralenti. Or
cette première phase n'est pas aussi directement comparable
à ce qui se passe dans le cœur qu'il pourrait sembler au
premier abord. Cette portion de la courbe devrait présenter
très peu de hauteur, c'est-à-dire que l'appareil ne devrait per-
mettre qu'un déplacement insignifiant jusqu'au moment où la
pression a atteint sa valeur constante; mais en fait l'extensi-
bilité du ventricule artificiel est assez forte pour laisser le
doigt exécuter une portion notable de son raccourcissement
total avant ce moment, et même, tout à fait au début, la résistance croît très faiblement. C'est pour cela que l'on voit cette
portion de la courbe presque verticale. Ceci est évidemment
un défaut instrumental. D'autre part, au moment où la soupape
s'ouvre, l'écoulement se produit, par conséquent notre ventricule se vide et ne peut le faire que sous l'action d'un raccourcissement du muscle; or, précisément dans cette phase, la
vitesse de raccourcissement diminue, et diminue d'autant plus
que nous avons des courbes qui ressemblent davantage aux
cardiogrammes (par exemple *fig. 3*, annulaire fatigué). En fait,
pendant que ces courbes s'inscrivaient, l'écoulement se pro-
duisait, ainsi que nous avons eu soin de l'observer; comme le
rapport de la section du corps de pompe au tube d'écoulement
est relativement considérable, on conçoit qu'un très faible
déplacement du doigt produise un écoulement encore notable;
mais, pour comparer les résultats de cet appareil avec le
mécanisme cardiaque, il faudrait comparer la section de l'ori-

fice ventriculo-aortique avec la cavité ventriculaire ramenée schématiquement à un corps de pompe cylindrique. Je ne sais pas si ce calcul serait possible, je ne l'ai pas tenté, parce que je n'ai nullement la prétention d'étudier exactement le phénomène avec l'appareil schématique actuel. Mais il est incontestable que la facilité pour le raccourcissement dans la première phrase, relativement à la résistance qu'il rencontre dans la seconde (cette résistance est bien constante au point de vue de la hauteur de la colonne liquide, mais les frottements s'opposent à la vitesse de l'écoulement), constitue un défaut expérimental, et la ressemblance de nos tracés avec les cardiogrammes, si frappante au premier abord, apparaît bien un peu spécieuse.

Je n'insisterai donc pas sur cette ressemblance, mais je noterai au moins qu'en introduisant un changement de forme de la résistance pendant une contraction qui, sur une résistance constante, donne une courbe continue, j'ai obtenu une courbe de raccourcissement en deux parties.

Quel que soit le rapport de cette variation de résistance avec celle que j'avais essayé de réaliser, quelle que soit l'interprétation des deux parties de la courbe par rapport aux deux premières parties de la courbe cardiaque, il y a assurément là un premier résultat conforme à mon hypothèse préalable.

Un fait plus intéressant peut-être est le suivant.

Le changement de forme que nous obtenons ici, quel qu'il soit au fond, ne s'obtient que sur un muscle qui travaille au voisinage de son maximum d'effort, et le résultat est d'autant plus apparent qu'on est plus près de ce maximum : c'est ainsi qu'on voit, l'appareil étant identiquement disposé, les deux parties de la courbe d'ascension devenir plus nettement distinctes lorsqu'on substitue au médius l'annulaire plus faible, et encore plus nettement lorsque cet annulaire lui-même se fatigue.

Ce fait, je ne l'avais pas prévu ; l'expérience seule me l'a révélé ; or, nous allons le retrouver dans toute la suite de ces recherches, et il devra prendre une place importante dans l'interprétation de la courbe de la systole ventriculaire.

Chapitre III

Myographe à contrepoids flotteur

J'ai voulu faire travailler, dans les conditions antérieurement définies, un gastrocnémien de grenouille, pour comparer au myocarde ce type classique du muscle. Cette nouvelle expérience était nécessaire parce que la précédente est passible, entre autres, de l'objection suivante : la contraction volontaire d'un groupe de muscles est un phénomène complexe, différent d'une secousse, et soumis à une continuelle régulation nerveuse; cette expérience ne permet donc pas de tirer une conclusion légitime relative aux propriétés d'un muscle.

Je n'ai pu, comme je l'ai dit plus haut, réaliser un modèle d'appareil hydraulique dans des conditions convenables pour être attelé à un gastrocnémien, mais la forme de résistance fournie par cet appareil peut être donnée par les dispositifs les plus divers; peu importe qu'ils s'éloignent plus ou moins de l'aspect d'une circulation, pourvu qu'ils réalisent les conditions mécaniques abstraites que nous voulons étudier, c'est-à-dire une résistance rapidement croissante devenant constante à partir d'un certain point.

Voici la méthode que j'ai appliquée.

D'après le principe d'Archimède, un solide flottant ne pèse

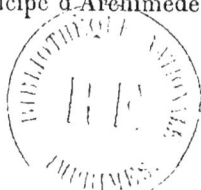

2

rien à la balance hydrostatique ; si on le fait sortir peu à peu du liquide sur lequel il nage, son poids augmente petit à petit jusqu'au moment où il en est complètement sorti et où son poids reste constant. En attachant un tel flotteur comme résistance à un myographe à poids ordinaire, on obtiendra donc, lorsque le muscle se contractera, la résistance que nous cherchons : nulle au début, puis croissante jusqu'à une certaine valeur où elle reste constante.

Pratiquement, après quelques essais, voici le dispositif auquel je me suis arrêté :

Je me suis servi d'un myographe construit par M. Verdin,

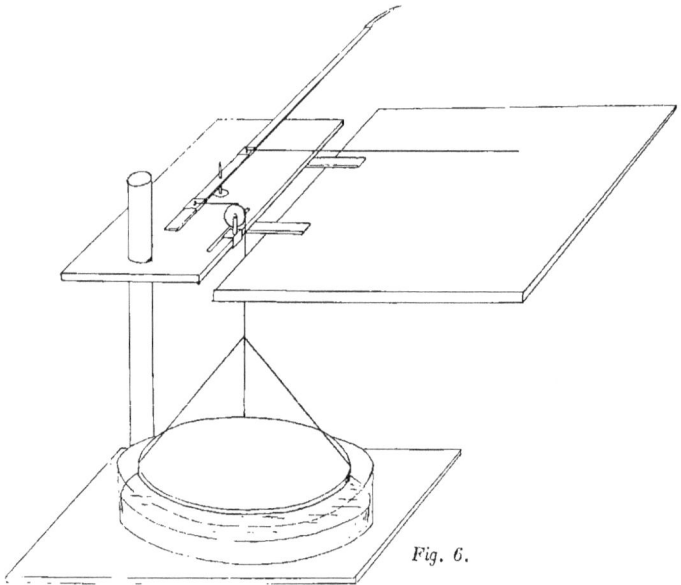

Fig. 6.

qui existait au laboratoire, où les points d'attache du muscle et du poids au levier qui porte la plume sont déplaçables au moyen de petites glissières (la poulie de réflexion sur laquelle passe le fil qui supporte le poids peut suivre, bien entendu, les déplacements de son point d'attache) ; cette disposition était très pratique pour cette expérience, car elle permettait de faire varier la charge du muscle sans faire varier le poids du flotteur en variant son bras de levier, et de régler la grandeur de son déplacement vertical en augmentant ou diminuant le bras du levier du muscle. Comme flotteur, j'ai employé un disque de peu d'épaisseur, — car il me fallait obtenir les variations de résistance demandées pour un petit déplacement vertical, — sa base étant légèrement convexe pour éviter l'adhérence à la surface du liquide par la pression atmosphérique. Comme liquide j'ai pris le mercure, où le flotteur enfonçait peu et n'avait, par conséquent, que peu de chemin à parcourir pour me donner l'augmentation rapide de poids que je cherchais.

Au début de l'expérience, le poids du flotteur n'était pas tout à fait nul, car il était nécessaire que les fils, reliant celui-ci au levier du myographe et le levier du myographe au muscle, fussent bien tendus ; ce faible poids initial est comparable à la faible pression initiale que j'avais dans l'appareil à résistance hydraulique, nécessitée, comme dans ce cas,

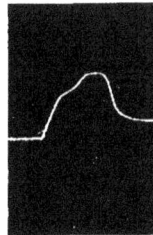

Fig. 7,

par une tension préalable des connexions de l'appareil.

La contraction du gastrocnémien est produite par l'excitation du sciatique au moyen d'un choc d'induction.

Le tracé que voici présente bien les mêmes caractères que ceux que j'obtenais avec l'appareil précédent : ascension brusque, plateau ascendant (à vrai dire moins marqué que dans l'appareil précédent, mais cependant manifeste), puis descente (fig. 7).

La disposition de l'appareil permet de superposer des secousses avec résistances constantes et résistances croissantes puis constantes ; au début de l'expérience, le plateau de verre ne touche pas le mercure, puis, après quelques contractions, on fait flotter le plateau en élevant progressivement la cuve à mercure. De plus, on enregistre le grossissement du muscle avec un cardiographe simple comprenant les muscles entre ses cuillerons. J'ai

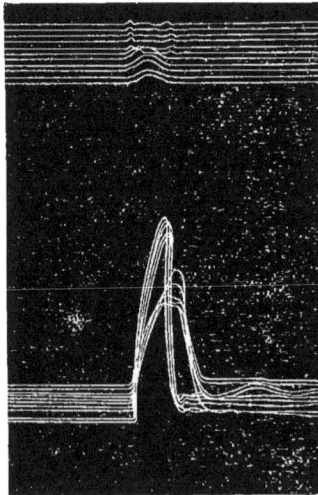

Fig. 8.

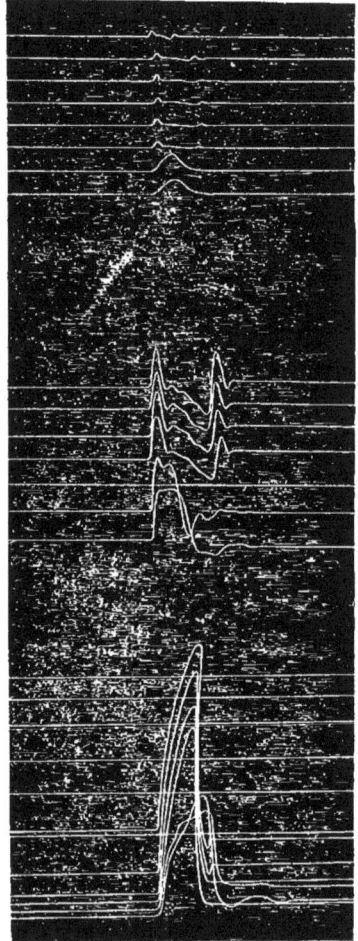

Fig. 9.

obtenu les tracés ci-joints imbriqués verticalement (*fig. 8 et 9*).

Si, dans les courbes de grossissement du muscle (*fig. 9*, tracé intermédiaire), on ne tient pas compte de la dernière portion du tracé, due — je l'ai constaté sans pouvoir y remédier — à un tremblement causé par un défaut de montage de l'appareil, on constate l'apparition d'un plateau dès que la résistance se compose. Ce fait n'est que la contrepartie de la modification de la courbe de raccourcissement. En outre, d'une façon constante, le temps de contraction s'allonge, et uniquement pendant l'ascension de la courbe. L'ancienne portion ascendante de la secousse simple devient l'ascension brusque et le plateau ascendant. Enfin, les courbes supérieures de la figure, données par un myographe isométrique de Weiss fonctionnant comme dynamomètre, auquel était attaché le point fixe du muscle, montrent constamment une augmentation de son travail quand la résistance, de constante, devient croissante, puis constante. Je ne puis dire suivant quelle loi ce travail augmente, car la résistance du myographe de Weiss est difficilement calculable, mais je puis affirmer qu'il augmente.

De même que l'appareil à résistance hydraulique, ce dispositif ne me donne les résultats que je cherchais qu'à la condition d'un certain réglage, c'est-à-dire dans des limites assez étroites de variation de la résistance par rapport à la force du muscle. Le poids doit être considérable par rapport aux poids généralement employés en myographie ; mais en outre il est nécessaire que le changement de forme de la résistance, c'est-à-dire le point de passage de la résistance croissante à la résistance constante, tombe à une période relativement tardive du raccourcissement musculaire.

Lorsque ces conditions ne sont pas réalisées, en opérant comme ci-dessus, on obtient seulement une augmentation de

durée de la partie ascendante de la courbe et point de plateau
(fig. 10).

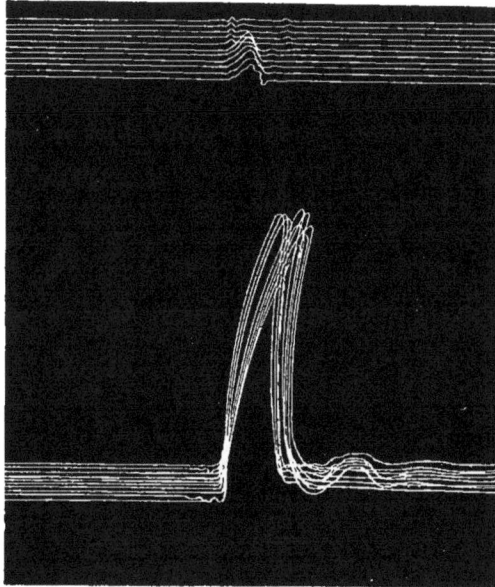

Fig. 10.

Chapitre IV

Myographe à ressort.

L'appareil à flotteur que je viens de décrire présente une
inertie considérable ; il était nécessaire de réaliser une variation de résistance analogue à celle de la pression intra-ventriculaire avec des conditions très différentes, de façon à éliminer l'objection toujours possible suivant laquelle la courbe
qui me paraît intéressante dépendrait de conditions autres
que celles que j'ai considérées et auxquelles je pensais pouvoir
la rapporter.

On peut réaliser, en opérant avec un ressort de torsion, une
résistance applicable à un gastrocnémien de grenouille, d'abord
croissante, puis à peu près constante, et ne présentant qu'une
inertie tout à fait minime.

Si l'on tord sur son axe une tige métallique cylindrique,
elle développe une force élastique proportionnelle à l'angle de
torsion (loi de Coulomb). Si on la tord au moyen d'un fil
tirant parallèlement à lui-même, attaché à un levier fixé à
cette tige, le bras de levier virtuel de la force est la perpendiculaire abaissée de l'axe de la tige sur le fil. Ce bras de levier
variera avec les positions du levier. De plus, il croîtra sensi-

blement proportionnellement avec l'angle de torsion — une
construction géométrique simple le montre — depuis le moment
où le levier fera, avec la direction du fil, un angle de 20°
jusqu'au moment où il fera un angle de 45°. Le moment de

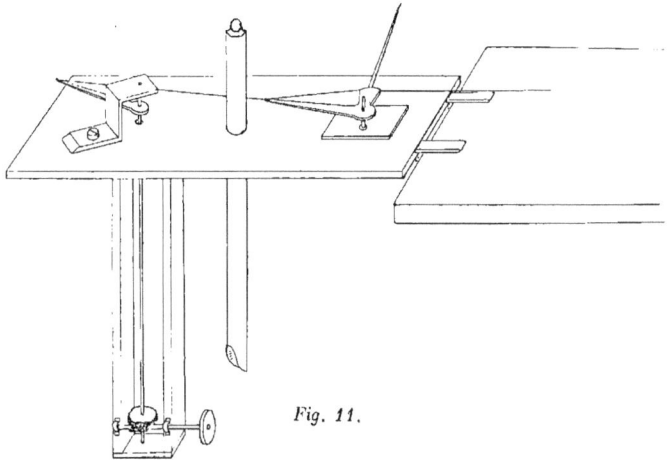

Fig. 11.

torsion mesuré au bout du fil sera donc, dans ces limites,
sensiblement constant. Il est donc facile de réaliser ainsi, avec
une mince tige d'acier à laquelle est
fixé un levier d'aluminium, une résistance constante d'inertie très faible.

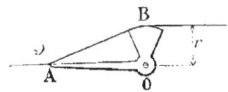

Fig. 12.

Sur l'appareil que j'ai fait construire,
en opérant avec des poids, le levier
décrivait un angle de 25° sous une surcharge de 1/20. J'avais
donc ainsi une résistance constante à 1/20 près sous un
intervalle angulaire largement suffisant pour des études myo-
graphiques.

De cette résistance constante je fais une résistance croissante, puis constante. de la façon suivante *(fig. 12)* : le fil

qui vient du ressort s'attache à une pièce d'aluminium composée d'un levier OA et d'un secteur circulaire OB, dont le rayon bissecteur est perpendiculaire au levier, toute la pièce étant mobile autour d'un axe parallèle au ressort passant par le centre du secteur O. Un second fil part de l'extrémité du levier, passe dans une gorge ménagée à la périphérie du secteur et va s'attacher au muscle.

Au début de la contraction, le muscle tire avec un bras de levier (r) égal au rayon du secteur, le ressort avec un bras de levier réel nul : celui-ci serait en effet la projection du levier OA sur le rayon du secteur perpendiculaire à la direction du fil qui vient du ressort, et ce fil maintient ce levier dans son prolongement. Donc, *résistance nulle*. Quand le muscle se contracte, le secteur tourne, mais son rayon reste constant, donc le bras de levier du muscle reste constant, tandis que, le levier OA tournant aussi, sa projection définie plus haut augmente ; donc le bras de levier du ressort augmente. Donc, *résistance croissante* jusqu'au moment où l'appareil a suffisamment tourné pour que le fil qui va au muscle ne touche plus le secteur la projection du levier OA ; devenant supérieure au rayon du secteur, le bras de levier du muscle devient à ce moment virtuel et égal au bras de levier du ressort ; or, comme celui-ci donne une résistance constante, *on a une résistance constante*.

On peut réaliser ainsi, avec une inertie très faible, et des frottements très réduits si l'appareil est bien construit, une résistance de la forme de la pression intraventriculaire. Enfin, pour faire varier la grandeur absolue de la résistance, il suffit de faire varier la tension initiale du ressort en le tendant plus ou moins préalablement : à cet effet, son point fixe est encastré dans un pignon denté engrenant avec une vis sans fin qui permet de le faire tourner ; ce procédé est légitime, car cette tension initiale n'entre pas dans l'équation que donne la force élastique du ressort et que voici :

$$\psi = \frac{32 \, Pr \, E}{\pi \, d^4 \, G} \left(\frac{180}{\pi}\right)$$

Où ψ est l'angle de torsion en degrés ;
$\quad d$ le diamètre du ressort ;
$\quad$ P le poids capable de faire équilibre à la torsion ;
$\quad r$ le bras de levier mécanique ;
$\quad$ G le coefficient de torsion donné par la formule :

$$G = \frac{m \, E}{2 \, (m+1)}$$

où E est le coefficient d'élasticité,
et m une constante égale à 4 pour les métaux.

Il faut se servir d'un ressort assez long pour rester très loin des limites de rupture, et d'autre part disposer d'une résistance équivalente à un poids de 20 à 40 grammes, généralement employée en myographie. De plus, il fallait se servir d'une tige d'acier d'un diamètre usité dans le commerce ; partant de ces données, le calcul m'a fourni pour les dimensions du ressort les résultats suivants : en partant d'un diamètre de 0,07, une longueur 14,7.

L'axe O, monté sur une planchette à glissière, est mobile à volonté suivant OA, de façon à pouvoir placer la pièce AOB de telle façon que, dès le début de la contraction, le fil qui va au muscle ne passe pas sur le secteur et que les bras de levier de la puissance et de la résistance varient ensemble. On a alors une résistante constante ; l'appareil fonctionne comme myographe simple.

Les tracés ci-joints montrent les résultats *(fig. 13 et 14)* : les courbes sont moins étalées que dans les tracés précédents, mais on y retrouve avec la même netteté une portion brusquement ascendante, un plateau ascendant, une descente, surtout si on les compare à la courbe obtenue avec l'appareil fonctionnant comme myographe simple *(fig. 15)*.

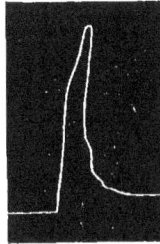

Fig. 13.

Dans le tracé *(fig. 14)* le phénomène est produit avec un autre réglage de l'appareil : la résistance est plus considérable, le plateau ascendant a moins de durée, mais est plus parallèle à l'axe des abscisses.

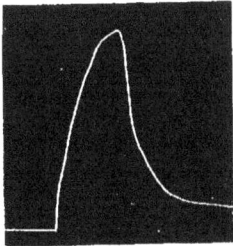

Fig. 14.

Il faut, pour obtenir ces tracés, un réglage de la grandeur de la résistance par rapport à la force du muscle, comme dans les autres appareils ; réglage qui s'obtient en faisant varier la tension préalable du ressort comme je l'ai dit, et du moment de la contraction où la résistance devient constante, ce qu'on obtient en déplaçant le muscle dans le plan horizontal, de façon à enrouler le fil sur un arc plus ou moins considérable du secteur circulaire.

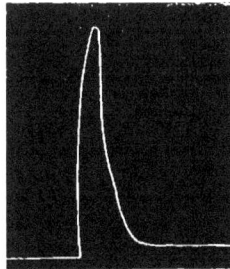

Fig. 15,

Comme avec les dispositifs précédents, nous trouvons les variations caractéristiques de la courbe avec les deux mêmes conditions, c'est-à-dire résistance considérable et changement de forme de la résistance vers la fin de la période de raccourcissement du muscle. Il faut noter qu'avec le dispositif présent, la zone dans laquelle le phéno-

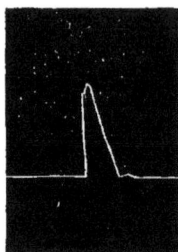

Fig. 16.

mène se produit est extrêmement étroite et que, même dans les meilleures conditions, le phénomène est relativement peu mar-qué, c'est-à-dire que, s'il y a incontesta-blement inflexion de la courbe, la seconde partie est peu considérable et ne fait qu'un angle assez petit avec la portion précé-dente. On peut rendre le phénomène beau-coup plus apparent et donner nettement à cette seconde partie de la courbe l'apparence d'un plateau en introduisant dans l'appareil des frottements supplémen-taires au moyen d'un petit morceau de liège astreint à suivre les mouvements du levier en frottant sur la platine de l'appa-reil *(fig. 16)*. J'en exposerai plus loin la raison.

Chapitre V

Étude théorique

Nous venons de voir que la courbe de raccourcissement d'un muscle varie avec la forme de la résistance qu'il ren-contre pendant la durée même d'une contraction.

Est-ce là un phénomène physiologique, une adaptation de la machine vivante à ces conditions de travail, ou la traduction de lois mécaniques simples auxquelles ne serait pas soustrait le muscle?

En tout cas on peut éliminer l'intervention du système nerveux central qu'on pouvait être tenté de faire intervenir pour la première série d'expériences (contraction volontaire du fléchissement des doigts) : dans les deux autres séries (exci-tations du gastrocnémien par le sciatique, la moelle étant détruite), cette intervention ne peut pas être soupçonnée. Reste à savoir si le muscle lui-même s'adapte d'une façon qu'on pourrait appeler biologique. Nous savons si peu de chose sur la façon dont naît la force élastique du muscle qu'il est difficile de se faire *a priori* une opinion sur cette question, plus difficile encore de l'aborder directement. Mais si nous pouvons sur un appareil entièrement mécanique dans lequel

n'agissent que des forces simples faciles à analyser, produire
de même une semblable modification dans le travail en fonction de la variation de la résistance, une adaptation biologique du muscle deviendra improbable, parce qu'inutile.

J'ai réussi à obtenir une variation du même genre dans
une courbe d'une force aussi simple et aussi bien connue
que possible, la pesanteur sur une résistance présentant la
variation qui nous occupe dans tout ce travail. La résistance était présentée par un appareil du type qui m'a servi
dans ma deuxième série d'expériences, c'est-à-dire un flotteur
pesant émergeant d'un bain de mercure. Le fil auquel est
suspendu ce flotteur passe sur une poulie présentant des
frottements non négligeables, et supporte à son autre extrémité un contrepoids légèrement plus lourd que le flotteur.

Si l'on considère l'appareil à un moment où le flotteur ne
touche pas le bain de mercure, on a en somme une machine
d'Atwood grossière ; la courbe des vitesses avec laquelle l'appareil se mettra en marche est bien connue, c'est la loi de la
chute des corps. Si l'on place au point de départ l'ensemble
de l'appareil dans une position telle que le flotteur plonge
plus ou moins dans le bain de mercure, à la différence des
poids s'ajoute la poussée hydrostatique du liquide ; lorsqu'on
l'abandonne à lui-même, l'appareil se met en marche ; la
somme des forces qui détermine le mouvement va en décrois-
sant jusqu'au moment où le flotteur est émergé ; à ce moment
il ne reste plus que la différence des poids, force constante.

Un levier inscripteur attaché au flotteur trace la courbe
des déplacements sur un cylindre enregistreur. Comme avec
tous mes appareils appliqués au muscle, un réglage assez
délicat dans la différence des deux poids permet d'obtenir
une courbe ascendante qui, au moment où le flotteur quitte

le mercure, indique une diminution de vitesse, une sorte de petit palier pourtant encore incliné dans le même sens que toute la courbe. Pour se représenter ce phénomène, il faut considérer que la différence des poids seule, c'est-à-dire le flotteur, étant hors du mercure, imprimerait à l'appareil une accélération extrêmement faible, de sorte que la courbe obtenue dans ces conditions serait pendant ses premières portions très couchée sur l'axe des x. L'appareil se mettant en marche avec le flotteur un peu immergé, l'accélération est plus considérable, la courbe est plus rapidement dressée; mais cette force accélératrice va en diminuant. De plus la charge de la poulie augmente, les frottements aussi augmentent et tendent à diminuer la vitesse acquise. S'il n'y avait pas de différence de poids entre les deux côtés de l'appareil, on peut concevoir que l'appareil s'arrêterait très peu de temps après que le flotteur serait sorti du mercure; il peut, après une première accélération, être ralenti avant la sortie complète du mercure; cette émersion peut donc se produire avec une vi-

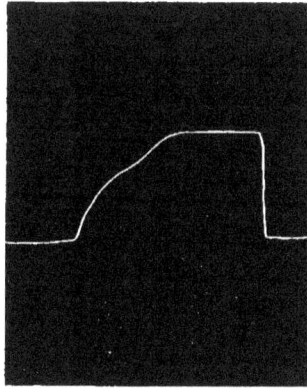

Fig. 17.

tesse aussi faible que nous voudrons le supposer, et, à partir d'un certain point, se continuera par une droite parallèle à l'axe des x; mais s'il est resté une faible différence de poids du côté opposé au flotteur, sur cette partie ralentie de la courbe va se greffer une nouvelle accélération très lente traduite par une courbe qui est une parabole *(fig. 17)* (1).

(1) Un butoir limite la course de l'appareil : horizontale supérieure.

On peut représenter algébriquement ces phénomènes et définir cette courbe par le calcul de la façon suivante :

Soit :

La force constante $F_1 = \alpha t$;

La force variable $F_2 = f$ constante ;

Les frottements de l'axe de la poulie que je suppose, pour simplifier le calcul, appliqués à la gorge, $F_3 = \gamma (f + \alpha t)$. .

L'équation générale du mouvement donne :

$$m_1 \frac{d^2 x}{dt^2} = F_1 + F_3 - F_2.$$
$$= \alpha t + \gamma (f + \alpha t) f.$$
$$= t (\alpha + \gamma \alpha) + f (\gamma - 1).$$

d'où
$$m_1 \frac{dy}{dt} = \frac{t^2}{2} (\alpha + \gamma \alpha) + ft (\gamma - 1) + \lambda_1. \qquad (1)$$

et
$$m_1 y_1 = \frac{t^2}{2} (\alpha + \gamma \alpha) + \frac{ft^2}{2} (\gamma - 1) + \lambda_1 t + \lambda_2. \qquad (2)$$

Cette dernière équation permet de construire la courbe en y ajoutant tangentiellement une parabole, la vitesse initiale de cette seconde partie de la courbe étant donnée par l'équation (1).

Avec une secousse musculaire, la force n'est ni constante ni indéfinie, la dernière partie de la courbe que nous venons de considérer, c'est-à-dire la nouvelle accélération, ne se produira que dans une mesure extrêmement réduite : le seul effet sera, dans certains cas, ce plateau que nous avons et qui représente une sorte de période d'état, un quasi équilibre entre la contraction musculaire qui achève de s'épuiser et la résistance constante.

Interprétation des Tracés.

Si l'on compare à ces courbes théoriques les tracés expérimentaux de ce travail, la ressemblance est manifeste.

Appareil à résistance hydraulique. — Nous ne discuterons pas ces résultats dont nous avons suffisamment parlé dans le chapitre II.

Appareil à flotteur. — Cet appareil est tout à fait comparable à l'appareil théorique que je viens de décrire. La résistance variable est obtenue de la même façon, seule la force motrice diffère : dans un cas, c'est la pesanteur, dans l'autre, c'est le muscle. Aussi les tracés dans la portion où on peut les comparer, c'est-à-dire pendant la portion brusquement ascendante et le début du plateau ascendant — car, comme je l'ai déjà dit, la force que produit une secousse musculaire est limitée, tandis que la pesanteur agit indéfiniment, — sont-ils très semblables ; je dirai presque, en tenant compte de petites différences dues à des expériences forcément imparfaites, superposables. *(Fig. 18.)*

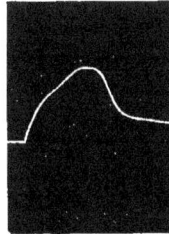

Fig. 18.

Appareil à ressort. — Cet appareil diffère, au contraire, profondément des appareils précédents : la masse à mouvoir est presque insignifiante par rapport à la force, les frottements sont très faibles. Par conséquent, les considérations théoriques précédentes ne sont à peu près pas applicables ici ; une force constante produirait très rapidement une accélération considérable, et la courbe se rapprocherait très vite d'une droite perpendiculaire à l'axe des x. Mais, il faut encore le répéter ici, la force développée par un muscle qui se contracte pour une secousse varie suivant une loi propre au muscle ; la phase *d'énergie croissante* étudiée par les physiologistes correspond à toute la partie ascendante de la courbe myogra-

3

phique, et elle est représentée par cette courbe d'autant plus
fidèlement que l'appareil employé suit plus rapidement les
variations de cette force, c'est-à-dire qu'il présente moins
d'inertie et moins de frottements ; ce sont précisément les
conditions réalisées ici. La force du muscle, force élastique,
est, pour ainsi dire, à chaque instant de la contraction, en
présence d'une autre force élastique qui lui fait équilibre, et
nous avons à peu près dans la figure 15, où le muscle travaille sur une résistance constante, la forme de la variation
de l'énergie du muscle. On voit que la secousse, enregistrée
avec une vitesse moyenne du cylindre, présente à son sommet
non pas tout à fait une pointe, mais une courbe de court
rayon pour raccorder la ligne d'ascension à la ligne de
descente. Sur une résistance croissante, la partie supérieure
de la ligne d'ascension tend à s'incliner vers la droite pour
rejoindre cette courbe de raccordement et l'agrandir sans lui
donner jamais des dimensions bien considérables. Or, le phénomène que nous étudions ne peut se produire d'une façon
apparente que si le passage de la résistance croissante à la
résistance constante tombe dans cette courbe de raccordement
à un moment où sa tangente est notablement inclinée sur
l'axe des x : c'est pour cela que le réglage spécial de l'appareil
a été particulièrement délicat, et c'est pour cela que nous
n'avons jamais obtenu un plateau très notable sans introduire
des frottements supplémentaires. Mais, d'autre part, un plateau même peu considérable a une importance particulière,
obtenu dans les conditions normales de l'appareil avec un
muscle à secousse aussi rapide que le gastrocnémien.

Chapitre VI

Contraction du ventricule en résistance constante.

Il y a lieu de faire la contrepartie des expériences précédentes, en faisant maintenant travailler le myocarde dans les conditions où l'on étudie habituellement le muscle, c'est-à-dire sur une résistance constante, et de voir si alors sa courbe caractéristique en trois parties va disparaître (1).

(1) Marey avait déjà recueilli les tracés du cœur de la grenouille séparé du corps et vide de sang : la courbe ressemble à une courbe musculaire ordinaire.

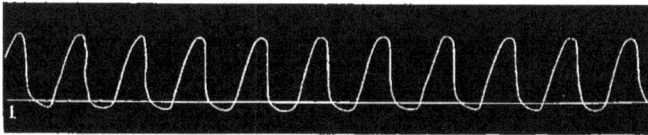

Fig. 18 bis. — Marey. *Circ. du Sang*, p. 25, fig. 9.

Cependant, on peut objecter à cette expérience que le cœur n'est pas en état physiologique et qu'une résistance nulle n'équivaut pas à une résistance constante. On sait, en effet, que la courbe du muscle à vide diffère notablement de celle du

Je fais agir le myocarde sur une résistance constante en mettant la cavité ventriculaire en communication avec une colonne d'eau largement évasée à sa partie supérieure pour qu'à chaque systole la quantité de liquide qui sort du ventricule ne change qu'extrêmement peu la hauteur de cette colonne qui mesure la grandeur de cette résistance.

Pratiquement, voici comme j'ai procédé :

Je prends une fine canule à parois aussi minces que possible, obtenue en étirant un petit tube de verre, reliée par un tube de caoutchouc avec un tube de verre du diamètre d'un tube à essai et rempli d'eau salée physiologique très légèrement alcaline. On maintient pleins le tube et la canule, en plaçant sur le tube de caoutchouc une pince à pression continue. Par le bout central de l'aorte gauche d'une grenouille, dont on a enlevé le plastron sternal, quand l'hémorragie a cessé, on introduit la canule dans le ventricule en passant par le bulbe artériel et en forçant les valvules sigmoïdes ; immédiatement, lorsqu'elle est bien placée et non obstruée, le ventricule, qui était petit, se dilate, et, sous une pression de quatre centimètres d'eau, prend à peu près le volume qu'il a au début de la systole physiologique. La pression qui s'exerce sur les parois du ventricule pendant la systole reste la même pendant la diastole ; aussi le ventricule conserve-t-il à tous les stades de la révolution cardiaque le même état de tension qui l'empêche d'être déprimé par les cuillerons du cardiographe comme cela a lieu d'habitude dans les expériences de cardiographie.

Ce mode opératoire dispense de placer une ligature pour

muscle chargé (*fig. 18 bis*). Je dois à l'obligeance de M. Masson, éditeur, de pouvoir reproduire ici ce tracé de M. Marey ainsi que les tracés du chapitre suivant.

fixer la canule, la pression des parois de l'aorte et du bulbe
sur la canule empêchant toutes fuites. Dans ces conditions,
le cœur peut continuer à battre pendant plusieurs heures ; à
chaque systole, on constate une diminution du volume du
ventricule, une élévation du niveau d'eau dans le tube du
verre. Dans l'expérience que j'ai faite, le déplacement vertical
du niveau de l'eau était d'environ un tiers de millimètre.
Donc résistance sensiblement constante.

J'ai enregistré les contractions du cœur au moyen du cardiographe de Marey et j'ai obtenu le tracé suivant qu'il faut
lire de droite à gauche. En effet, dans les cardiogrammes
habituels, les cuillerons s'éloignent pendant la systole ;

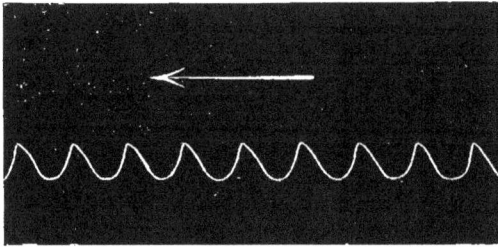

Fig. 19.

celle-ci est représentée sur le tracé par une courbe ascendante. Or, dans mon expérience, comme je l'ai dit plus
haut, pendant toute la durée de la systole, le diamètre du ventricule diminue, les cuillerons du cardiographe se rapprochent
donc : la systole serait donc représentée par une courbe
descendante. Il me semble que le tracé est plus facile à lire
en le retournant, car à l'endroit où l'on voit d'habitude le
plateau systolique on remarque que la systole et la diastole se

raccordent par un angle très aigu ; mais alors, par suite de
ce retournement, il faut, comme je le disais, lire le tracé
de droite à gauche (1).

(1) On peut rapprocher de ces résultats un tracé pris par Marey des changements de volume du cœur d'une tortue dans lequel était entretenue une circulation artificielle. Marey, dans la description de l'expérience, ne précise pas la différence de pression du liquide à l'entrée et à la sortie du cœur ; mais l'image repré-

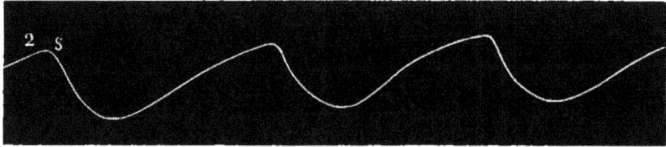

Fig. 20. — Marey, Tr. l., 1875, p. 53, fig. 31.

sentant l'expérience montre une très petite différence entre les hauteurs des deux
récipients. Somme toute, ce cœur agissait sur une résistance constante.

Ce tracé se trouve dans la position habituelle sans avoir besoin d'être retourné
comme le mien, en raison du dispositif de l'enregistrement. Marey inscrivait,
en effet, les changements de volume de la cavité close où était enfermé le cœur
(*fig. 20*).

Chapitre VII

Comparaison des courbes musculaires et des cardiogrammes.

Ainsi les variations de résistance que rencontre un muscle modifient la forme de sa courbe de contraction. La proposition de Marey est donc démontrée expérimentalement, et la question de la forme de la courbe systolique serait complètement résolue si, comme je l'ai fait, en appliquant à un muscle squelettique la résistance que, pour abréger, j'appelle cardiaque, on obtenait identiquement la courbe de la secousse ventriculaire. Mais si, en vérité, il en est approximativement ainsi, on relève cependant entre mes tracés et les courbes classiques du cœur de la grenouille des différences assez sensibles. Si l'on a bien une courbe en trois parties, portion ascendante, plateau, descente, j'obtiens toujours et je dois théoriquement obtenir un plateau ascendant alors que Chauveau et Marey (1) admettent un plateau descendant, c'est-à-dire à ordonnée diminuante.

On a enregistré les mouvements du cœur par des procédés

1. Marey, T. L., 1875, p. 59.

très divers; il est nécessaire que nous examinions comment ces divers procédés traduisent un même phénomène, et que nous déterminions quel est essentiellement ce phénomène et quelle est la forme sous laquelle nous devons le représenter pour pouvoir le comparer à nos expériences, c'est-à-dire à un raccourcissement musculaire.

Que représente graphiquement la courbe du cardiographe? On enregistre en général les variations du volume ou d'un diamètre du cœur. Ces variations sont la somme algébrique de deux quantités variant en sens inverse : diminution de la cavité ventriculaire pendant la systole et augmentation d'épaisseur de la paroi (contraction musculaire). Au total, enregistrera-t-on une augmentation où une diminution? Pour le cardiographe, le résultat n'est pas évident *a priori*. Marey admet la nécessité d'une interprétation (1). Pour Martius (2), la courbe de pression intra-ventriculaire et celle du tracé cardiographique n'ont rien de commun; elles se produisent par un mécanisme tout différent; « leur comparaison n'a guère de sens et ne peut conduire qu'à des conceptions erronées ». Von Frey (3) a cherché à prouver que le cardiogramme n'est ni une courbe de pression ni une courbe de volume, mais une courbe de secousse musculaire modifiée par les changements de forme et de situation des différentes parties du cœur. Engelmann (4) partage la même opinion.

Théoriquement d'abord, pendant la systole, le cœur augmente-t-il ou diminue-t-il de volume? Si l'on suppose le ventricule sphérique, ce qui d'ailleurs est presque vrai, on

(1) Marey, T. L., 1875, p. 83.
(2) *Zeitschrift f. klin. Med.* XIX, 1891, p. 1095.
(3) *Die Untersuch. des Pulses*, 1852.
(4) *Arch. de Pflüger*, t. LII, 1892, p. 363.

peut considérer sa paroi comme la différence entre deux sphères concentriques. Soit R le rayon de la plus grande, R' le rayon de la plus petite. Considérons ce même ventricule théorique à un certain moment de la systole; soit r le rayon de la sphère intérieure et x le rayon de la sphère extérieure que nous cherchons. On a $R' > r$ par définitions : systole veut dire diminution de la cavité ventriculaire. Je puis donc écrire, ce volume étant la différence entre les deux sphères concentriques :

$$\frac{4}{3} \pi R^3 - \frac{4}{3} \pi R'^3 = \frac{4}{3} \pi x^3 - \frac{4}{3} \pi r^3$$

d'où
$$R^3 + r^3 - R'^3 = x^3$$

L'inégalité $R' > r$ élevée au cube me donne $R'^3 > r^3$, donc la quantité $r^3 - R'^3$ est négative : appelons-la $- m$, l'équation devient

$$x^3 = R^3 - m$$
Donc
$$x^3 < R^3$$
Donc
$$x < R$$

D'ailleurs, on sait que le volume d'un muscle ne change pas pendant la contraction, c'est-à-dire que le volume de la paroi est constant. Donc, pendant la systole, le diamètre ou le volume du cœur doit diminuer.

Les tracés de Marey semblent cependant prouver le contraire : les cuillerons du cardiographe sont écartés pendant la systole, ce que traduit une courbe ascendante *(fig. 21)*, et Marey peut écrire(1) : « Au moment de la systole du ventricule, il se produit au contraire un durcissement énergique de cet organe, durcissement qui, bien qu'accompagné de diminution de volume, n'en imprime pas moins au levier un soulèvement

(1) Marey. *Circulation du Sang,* p. 107.

énergique. » C'est-à-dire que le ventricule, déprimé par les pinces du cardiographe et se durcissant, change de forme. Il est bien évident qu'on ne peut comparer directement un

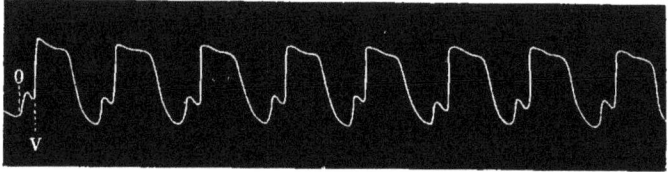

Fig. 21. — Marey. T. L. 1875, p. 59. fig. 37.

raccourcissement musculaire à la courbe de ce changement de forme. Quelle interprétation donner à cette courbe ?

Si l'on examine le tracé du cœur de la tortue (Marey) *(fig 22)*, on remarque que, d'une façon générale, cette courbe

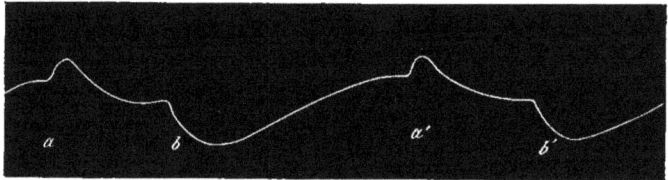

Fig. 22. — Marey. Tr. L. 1875, p. 59, fig. 38.

est en sens inverse de la précédente ; le diamètre du cœur a diminué pendant la systole : ce cœur plus résistant que celui de la grenouille n'était pas écrasé par les mors du cardiographe. On voit cependant au début de la contraction une légère ascension de la courbe, due au gonflement du ventricule légèrement déprimé malgré sa dureté par le myographe. En comparant ces deux tracés du cœur de la tortue et de la grenouille, on comprend ce dernier : toute la première por-

tion ascendante de la courbe est due au durcissement musculaire du ventricule. Le cœur revient à sa forme normale.
La seconde portion seule représente la diminution du
volume ventriculaire : cela est manifeste surtout dans les tracés
suivants *(fig. 23)* où la courbe systolique réelle ne commence

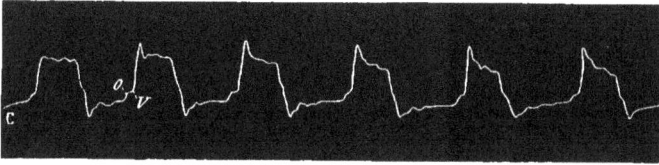

Fig. 23. — Marey. *Circulation du sang*, p. 144, fig. 60.

qu'à la pointe supérieure du tracé. Le plateau est une courbe
de même sens que celle du cœur de la tortue, courbe en
deux portions à ordonnées croissantes même pendant le plateau, — c'est-à-dire, si la courbe était inscrite de la même
façon que dans mes tracés, portion ascendante et plateau

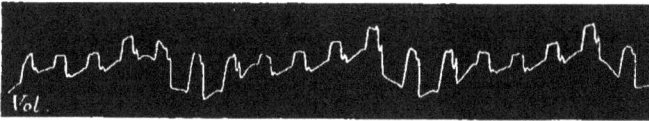

Fig. 24. — Marey. Tr. L. 1877, p. 199, fig. 101.

ascendant. Le plateau descendant de Chauveau et Marey est,
en réalité, un plateau ascendant. Enfin, la dernière portion
de la courbe classique représente l'écrasement du ventricule
relâché par le ressort antagoniste du cardiographe.

Ces considérations sont vérifiées par les tracés du volume
du cœur du chien *fig. 24)* obtenu par François Frank en-

registrant les changements de pression dans le péricarde (1).
On y voit une courbe en trois parties, à ordonnées croissantes
pendant les deux premières parties. Elles sont vérifiés surtout par un tracé des changements de consistances du ventricule de la tortue obtenu par Marey (2) *(fig. 25)*, « en dé-
primant, à l'aide d'un corps mousse, mais de faible surface,
la paroi du ventricule ». Le durcissement d'un muscle
n'est que son gonflement qui est en rapport simple avec son

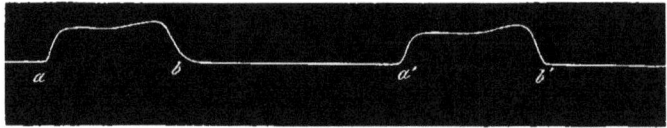

Fig. 25. — Marey. Tr. L. 1875, p. 60, fig. 40.

raccourcissement. La courbe obtenue montre très nettement une
portion brusquement ascendante, un plateau ascendant, une
descente. Il est inutile d'invoquer, comme le fait Marey,
pour expliquer ce plateau ascendant, une augmentation de la
pression artérielle : le raccourcissement, donc le gonflement du
muscle jusqu'à son relâchement en donne une raison suffisante.

Enfin, j'ajouterai qu'en opérant sur un cœur de grenouille
bien plein de sang avec un cardiographe ordinaire, si l'on
n'emploie aucune force antagoniste pour rapprocher les deux
cuillerons, le contact entre eux et la paroi ventriculaire étant
simplement assuré par la viscosité du liquide péricardique,
on obtient des tracés inverses des tracés classiques comprenant les trois phases caractéristiques : ascension brusque, pla-

(1) Marey. T. L., 1877, p. 199-203.
(2) Marey, T. L., 1875, p. 60.

teau ascendant, descente, qu'on peut retrouver, je viens de le montrer, dans tous les tracés cardiaques. C'est la conclusion à laquelle est arrivée le docteur Otto Franck, dans une étude théorique et expérimentale de la contraction cardiaque (1).

Il y a donc identité absolue entre la courbe de la systole ventriculaire et la courbe de contraction d'un muscle squelettique travaillant sur une résistance analogue à celle que rencontre le muscle cardiaque.

Pour que nos recherches expliquent cette forme, il faut ajouter à tout ce que nous avons dit l'hypothèse suivante : le muscle cardiaque travaille au voisinage de son maximum de puissance. Nous n'avons pas fait d'expériences spéciales pour démontrer cette condition, mais il semble qu'elle ressort implicitement de toute la physiologie du cœur, depuis la règle du *tout ou rien* jusqu'au mécanisme régulateur assuré par le nerf de Cyon, en passant par la loi de la constance du travail du cœur.

(1) *Zeitschrift f. Biologie.* XLI. Band. (N. F. Band XXIII.)

CONCLUSIONS

1° La systole ventriculaire, que diverses raisons physiologiques tendent à faire assimiler à une secousse simple, diffère d'une secousse typique (de gastrocnémien de grenouille par exemple), outre qu'elle est plus allongée, par ce fait qu'elle se présente comme constituée de trois parties dont la partie moyenne ressemble à un plateau de tétanos. Mais comme le cœur travaille sur une résistance de forme particulière, d'abord rapidement croissante puis constante, on peut se demander si ce n'est pas cette forme de résistance qui modifie ainsi une contraction musculaire d'ailleurs comparable à une secousse.

2° Un muscle squelettique travaillant sur une résistance de même forme que celle du cœur, résistance réalisée par des appareils divers, présente une courbe de secousse en trois parties comparables à celles du cœur, à la condition que le passage de la résistance croissante à la résistance constante s'effectue au moment où le muscle est presque arrivé au maximum de sa contraction.

3° Un ventricule de grenouille travaillant sur une résistance constante présente une courbe en deux parties comparable à une secousse musculaire ordinaire.

4° La modification de la forme de secousse d'un muscle squelettique avec la variation de la résistance s'explique par des conditions purement mécaniques.

5° La forme caractéristique de la systole ventriculaire peut être interprétée comme une contraction simple agissant sur une résistance de forme particulière.

APPENDICE

Le Myographe à ressort

J'ai été, au cours des expériences que j'ai faites avec le myographe à ressort, frappé à plusieurs reprises des avantages que présentait ce dispositif sur les myographes à poids. Sans revenir ici sur les qualités théoriques que lui assure son absence presque totale de masse et par conséquent d'inertie, qualités qui étaient indispensables dans les expériences que j'avais entreprises, et sur lesquelles j'ai suffisamment insisté dans la discussion des résultats donnés par cet appareil, j'ajouterai que, pratiquement, cet appareil me semble avoir une supériorité sur les myographes à poids : c'est la facilité avec laquelle on peut faire varier, pendant le cours même d'une expérience, la résistance qu'il oppose au muscle. J'ai dit comment on procède en faisant varier la tension initiale du ressort au moyen d'une vis sans fin engrenant avec un pignon denté dans lequel est encastrée l'extrémité fixe du ressort, par conséquent *sans avoir à toucher à l'équipage mobile de l'appareil.*

Cet ensemble de qualités m'a paru suffisamment important

4

pour faire construire, sur le même principe, un myographe simple (1) que je vais décrire sommairement.

Le ressort de tension vertical, comme dans le précédent appareil, est placé ici au-dessus de la platine, à l'intérieur d'un tube métallique qui le protège contre les chocs. A la partie inférieure du tube une fenêtre donne passage au levier au moyen duquel le fil qui va au muscle agit sur le ressort. Ce levier est prolongé directement par la plume qui inscrit le tracé. Le fil passe, avant de se rendre au muscle, sur une poulie à axe vertical; ce dispositif m'a permis une correction plus parfaite du moment de torsion que dans mon premier appareil où le fil était libre : j'ai obtenu ici une résistance constante à 1/50 près, au lieu de 1/20 comme précédemment. Enfin à l'extrémité supérieure du ressort *(point fixe)* est adaptée une petite aiguille mobile avec cette extrémité, et qui indique sur un cadran gradué de combien on la fait tourner, c'est-à-dire, après étalonnage, quelle est la tension initiale du ressort, ou, en d'autres termes quelle résistance le ressort oppose à la contraction du muscle. Cette rotation est, comme je l'ai dit, produite par une vis sans fin engrenant avec un pignon denté. Tout l'appareil est mobile sur son support dans un plan vertical au moyen d'une vis de rappel et d'un ressort antagoniste, disposition employée d'habitude sur tous les myographes *(planche IV)*.

Je n'ai encore étudié que sommairement cet appareil, mais les premiers résultats sont satisfaisants, et j'ose espérer qu'il pourra rendre service aux physiologistes.

(1) Cet appareil a été, comme le myographe composé à ressort, exécuté parfaitement par M. Verdin, qui fut pour moi un précieux collaborateur.

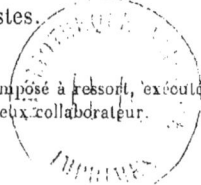

TABLE

IMPRIMERIE CHAIX, RUE BERGÈRE, 20, PARIS. — 11368-6-01. — (Encre Lorilleux).

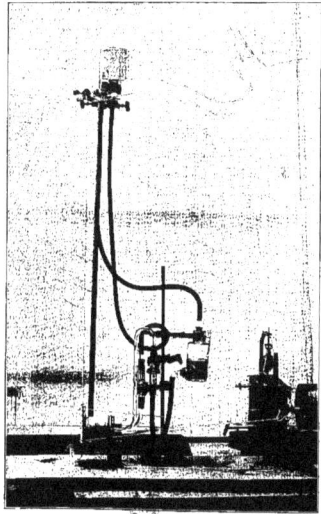

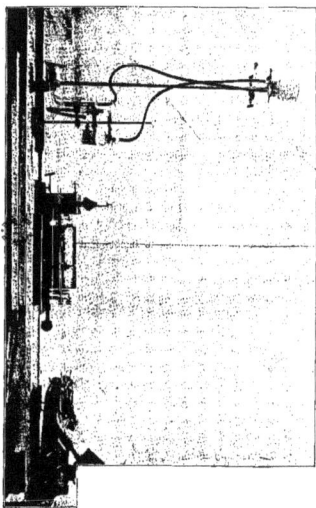

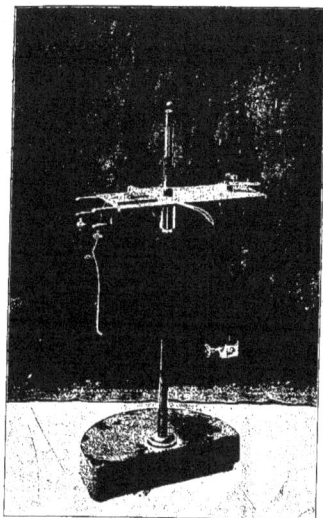

PLANCHE III

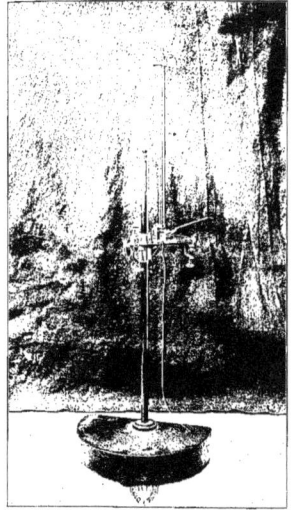